I0076729

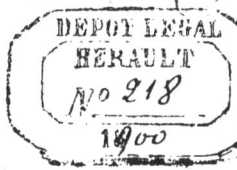

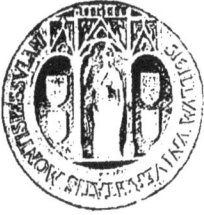

CONTRIBUTION A L'ÉTUDE

DE

LA GALE

CHEZ L'ENFANT

PAR

Le Docteur J. BALMELLE

MONTPELLIER
IMPRIMERIE CENTRALE DU MIDI
Hamelin Frères

—

1900

CONTRIBUTION A L'ÉTUDE

DE LA GALE

CHEZ L'ENFANT

CONTRIBUTION A L'ÉTUDE

DE

LA GALE

CHEZ L'ENFANT

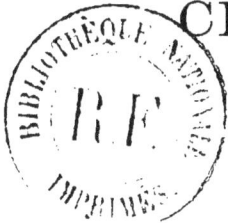

PAR

Le Docteur J. BALMELLE

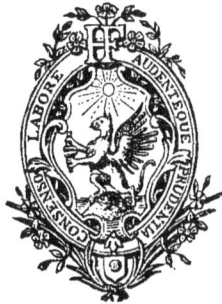

MONTPELLIER

IMPRIMERIE CENTRALE DU MIDI

HAMELIN FRÈRES

—

1900

A MON PÈRE ET A MA MÈRE

Témoignage de reconnaissance et de piété filiale.

A MES FRÈRES HENRI ET EUGÈNE

A TOUS MES PARENTS

J. BALMELLE.

A MON PRÉSIDENT DE THÈSE

MONSIEUR LE PROFESSEUR BAUMEL

A MES MAITRES

A MES AMIS

J. BALMELLE.

INTRODUCTION

M. Baumel, professeur de clinique des maladies des enfants, ayant eu l'occasion d'observer dans son service, deux
enfants atteints de la gale, les traita successivement par un
des moyens employés aujourd'hui, c'est-à-dire le traitement
de deux heures. Vu les difficultés auxquelles il se heurta, et
pour en prévenir le retour, il nous a vivement engagé, par
l'intermédiaire de son chef de clinique, M. le docteur Andrieu,
d'étudier la gale et son traitement chez l'enfant.

Le but éminemment pratique de cette étude nous a déter-
miné à la choisir pour sujet de notre thèse inaugurale ; nous
étudierons, en premier lieu, après avoir donné un rapide historique de la question, l'étiologie de la maladie, nous verrons
quels en sont les symptômes chez l'enfant ; nous insisterons
ensuite sur les difficultés réelles du diagnostic.

Après quelques mots sur la marche et la durée de l'affection, nous parlerons du traitement, tel qu'il doit être fait.

Mais, avant d'entreprendre ce modeste travail, et de quitter
cette Faculté où on nous a enseigné les difficultés de notre
future carrière, c'est pour nous une obligation, en même
temps qu'un devoir, d'adresser, à ceux qui nous ont permis

de terminer ces études, l'assurance de notre amour filial et l'expression de notre attachement sincère. Nous ne pouvons mieux terminer qu'en leur dédiant ce modeste travail, bien faible gage des sacrifices énormes qu'ils ont faits pour nous.

Nous adressons aussi nos remerciements à tous nos Maîtres, pour les leçons et les conseils qu'ils nous ont prodigués avec tant de science et d'amabilité.

Que M. le professeur Baumel veuille bien agréer l'hommage de nos sentiments respectueux de reconnaissance, pour les indications qu'il nous a fournies et l'honneur qu'il nous fait d'accepter la présidence de notre thèse.

Nous adressons aussi à M. docteur Andrieu, dont nous fûmes le camarade d'études, tous nos remerciements pour les renseignements qu'il nous a donnés avec tant d'amabilité.

CONTRIBUTION A L'ÉTUDE

DE

LA GALE

CHEZ L'ENFANT

CHAPITRE PREMIER

HISTORIQUE

La gale, si on en croit les livres anciens, a été étudiée de tout temps. La spore, qui fut le point de départ des recherches faites sur cette maladie, a été très bien décrite par Hippocrate. Elle fut regardée d'ailleurs, comme aujourd'hui, et par tous ceux qu'elle pouvait intéresser, comme une maladie absolument contagieuse. C'était là son caractère essentiel pour les Grecs et les Romains.

Les Arabes, d'après ceux qui les connaissent de près, sont relativement amis de la malpropreté. Aussi, pour eux, cette saleté est elle une des causes de contagion de la gale.

Les divers auteurs, intéressés sans doute par cette maladie, l'étudièrent et donnèrent cette solution : qu'il existe un petit animal, mais on ne sait pas ni pourquoi, ni comment, il se trouve là. On signale donc la présence d'un insecte très petit, qui passa le plus souvent inaperçu, et qui ne fut pas étudié, pas plus que son rôle physiologique, dans la pathogénie de l'affec‑tion.

Avenzoar ne fit que mentionner l'acarus sans pouvoir le définir ni le décrire.

Ambroise Paré, lui-même, parlait dans un de ses ouvrages d'une maladie où il se produisait « de fâcheuses démangeaisons ou gratelle », sans en dire rien de plus. Les médecins de cette époque ne se livraient à aucune recherche, il est probable que la tradition populaire en savait plus qu'eux, sur ce chapitre.

Il faut arriver au commencement du XVIIᵉ siècle, à l'invention du microscope, ou mieux de ce qui s'appelait le microscope, pour que la question fût remise sur le terrain. Elle fut étudiée, et fit des progrès assez sensibles.

La constitution du sarcopte fut élucidée jusqu'à un certain point. Certains, parmi les hommes de l'art, parlaient de l'acarus comme d'un animal très petit, logeant dans la peau et dans les sillons : d'autres, tels que Haupmann, le comparaient à la mite du fromage ; d'autres, enfin, sans le décrire, et ne se contentant que de le signaler, donnaient le moyen que toutes les femmes employaient alors, de retirer l'acarus de sa profonde retraite et de le détruire. Toutes ces études étaient donc très incomplètes, et de plus inexactes.

Michaël, Ethmüller, Cestoni, qui s'occupèrent sérieusement de la question, ne firent qu'entrevoir la vérité. Ce fut l'époque où la théorie des humeurs était en grand honneur. Les dermatologistes et médecins, qui ne voyaient qu'un effet dans la cause de la maladie, soutenaient que l'acarus n'était qu'un produit d'une affection générale que l'on appelait la gale ; d'autres, tels que Pinel, lui faisaient jouer, d'une façon secondaire, un rôle qu'ils ne pouvaient sans doute pas s'expliquer. Alibert et Biett nièrent même son existence.

En 1833, Cazenave et Schédel pouvaient écrire dans leur *Abrégé pratique des maladies de la peau* : « Quand à la cause prochaine de la gale, elle est encore entièrement inconnue. On l'a attribuée à la présence d'un insecte, mais nous nous croyons autorisés à penser que l'acarus scabiei n'existe pas », et ces paroles ne soulevaient aucune contradiction.

Ce fut alors que Renucci, en 1834, proposa à Alibert, dont il suivait la clinique, de lui montrer la manière de retirer l'acarus des sillons au fond desquels il se cache. On sait qu'Alibert, quelques années avant, avait nié son existence. Renucci se servit de la méthode des femmes corses. Celles-ci, avec des épingles ou un instrument effilé quelconque, parvenaient à l'extraire avec une étonnante facilité. Cette découverte le mit en opposition formelle avec certains de ses contradicteurs, qui soutenaient que l'acarus se cache dans les vésicules miliaires qui accompagnent le sillon. L'observation, on le sait, lui a donné raison aujourd'hui.

A cette même époque, la question attira l'attention de quelques médecins, mais à différents titres, elle fut de même diversement et faussement interprétée. Albin Gras parla des galeries sous-épidermiques de la gale. Roger vérifia ces faits, les confirma comme exacts, et classa la gale parmi les affections vésiculeuses.

En 1845, Hébra, que ces études semblaient particulièrement intéresser, fit un travail sérieux sur l'acarus. Il étudia l'étiologie, le diagnostic, le traitement de la maladie. Dans son ouvrage *Des maladies de la peau*, il s'occupait de toutes ces questions qui, aujourd'hui, sont à l'ordre du jour. On sait quelles difficultés elles soulèvent, ne serait-ce que pour le diagnostic avec le prurigo auquel Hébra donna son nom et toutes les autres maladies de la peau dont les caractères morphologiques se rapprochent beaucoup de ceux que présente la gale. Nous aurons, d'ailleurs, l'occasion de revenir sur ce point dans un des chapitres suivants.

En 1852, Lanquetin parlait encore de l'acarus, mais d'une façon très incomplète. Bourguignon, qui déjà depuis longtemps cherchait à connaître la vérité sur le sarcopte en fit l'étude, ainsi que celle de la maladie qu'il détermine. S'il n'apporte pas des faits nouveaux et inédits, il a du moins le mérite d'étudier à fond l'acarus et de jeter une certaine lumière sur la constitution et l'évolution de cet insecte.

En 1853, Hardy, s'inspirant de ces travaux, décrit le sarcopte de la gale d'une façon assez exacte et telle qu'on le connaît aujourd'hui. Il insiste surtout sur le traitement, à qui il fit faire de réels progrès. En 1860, il réduisit cette thérapeutique à deux heures et mit la question sinon en détail, du moins dans les grandes lignes, au point de perfection où on la connaît aujourd'hui.

Comme on le voit d'après ce rapide historique que nous n'avons pas voulu allonger outre mesure, pour ne pas dépasser les limites de ce modeste travail, tant que la gale fut regardée comme étant le produit des humeurs, elle fut méconnue et par suite mal traitée. Mais aujourd'hui, grâce au microscope, la théorie parasitaire a remplacé fort avantageusement, on le sait, ces théories un peu fantaisistes. Elle a donné des preuves à l'appui de ce qu'elle avançait, et, grâce à elle, la gale, chez les enfants qui en sont actuellement atteints, n'est plus considérée que comme une maladie relativement bénigne. A ce titre, elle fait partie de celles que l'on guérit très rapidement.

CHAPITRE II

DÉFINITION. — ÉTIOLOGIE

La gale, d'après la définition de maîtres incontestés et telle qu'on la connaît aujourd'hui, est « une affection éminemment contagieuse, caractérisée par la présence sous la peau d'un insecte acarien, le sarcopte de la gale ou encore l'acarus scabiei ».

Nous avons vu dans le chapitre premier que la gale n'avait pas toujours été considérée comme telle. Ceux qui ne connaissaient pas l'acarus croyaient avoir affaire à des humeurs. D'après eux, la sérosité des papules donnait la gale, et l'acarus, si toutefois il existait, n'était qu'un produit de ces sérosités. Nous savons aujourd'hui l'erreur grossière que renferme pareille théorie.

Puisque nous savons maintenant que l'acarus est la seule cause de la maladie, d'une part, et que, d'un autre côté, qui n'a pas d'acarus n'a pas la gale, voyons quelle est, sans autre préambule, l'étiologie de la maladie. Nous l'étudierons chez les enfants, puisque c'est le cadre que nous nous sommes imposé. Nous verrons dans le chapitre suivant les éléments constitutifs de la gale.

Le principal caractère de la gale, la chose est aujourd'hui

démontrée, c'est la contagion. Par elle, l'enfant la prend toujours et on lui doit les quelques cas que présentent les petits enfants dont nous avons à nous occuper.

La contagion se fait par contact médiat ou immédiat, d'une grande personne ou un enfant malades à un enfant sain. Nous pouvons même dire que, si le contact est prolongé, elle est certaine.

Les enfants, la plupart du temps, nous voulons parler ici de ceux qui sont encore au sein ou qui sont confiés aux soins d'une nourrice qui a la gale, prennent la maladie de cette façon. On sait que les poignets, l'avant-bras, les espaces interdigitaux, sont les lieux pour ainsi dire d'élection de l'éruption galeuse. On comprend que la contagion se fasse de façon très naturelle par les fesses de l'enfant, dont la peau repose directement sur l'avant-bras de la nourrice. La chose est bien démontrée, les observations signalent à peu près toutes ce mode de contagion ; celles que nous présentons à ce sujet, qui nous ont été communiquées par le professeur Baumel, ne sont pas rigoureusement nettes sur la façon dont les enfants ont pris la gale. Mais, ce que nous pouvons affirmer, c'est que les deux fillettes à qui un de ces petits malades fut confié et qui le gardaient en l'absence de l'infirmière, prirent toutes les deux la gale de cette façon, les fillettes remplaçant en ce cas les nourrices ; c'est pour cela que, d'accord avec l'observation et le raisonnement, nous pouvons bien dire que c'est là cet attouchement direct des fesses avec le bras de la nourrice qui est une des causes principales de la contagion. Il est bien évident que le mal se généralise, si un traitement sérieux, nous soulignons le mot en passant, ne vient enrayer le mal dès son début.

Par contact médiat, l'enfant peut encore contracter la gale en couchant dans le même lit avec d'autres enfants galeux avec ses propres parents, ou d'autres personnes contaminées.

On remarque que, dans ce cas, l'acarus fait sa première apparition sur le tronc et les cuisses de l'enfant. C'est surtout parmi la classe ouvrière et pauvre que l'on rencontre le plus ce mode d'infection. Faute de logement, souvent de lits, les enfants couchent en commun, quelquefois trois ou quatre ensemble. Le frère du malade de l'obs. II prit la gale en couchant avec lui. A ce sujet et en ce qui nous concerne, nous connaissons certains villages de départements pauvres, tels que la Lozère, où, l'hiver, pour se préserver du froid qui à ce moment-là sévit avec rigueur, tous les membres de la famille, qui est en général assez nombreuse, couchent dans une très grande armoire, n'ayant pour matelas que de la paille et une couverture commune. On peut penser, dans le cas qui nous occupe, quels foyers de contagion on trouverait là, si un d'entre eux avait la gale. Certains auteurs ayant sans doute observé quelques faits de ce genre lui ont donné le nom très pittoresque de « gale de famille ».

Ce n'est pas seulement par le contact dont nous venons de parler que les enfants se contagionnent ; les couvertures, les draps du lit, les linges quelconques qui servent à couvrir le berceau sont de très sérieux foyers d'infection, pour ne pas dire les principaux.

Si nous consultons les statistiques à cet égard, nous voyons que la contagion par la literie arrive avec une moyene de dix-neuf fois sur vingt cas. Les vêtements des malades y entrent aussi pour une grande proportion. L'enfant dont nous publions plus loin l'observation revint une première fois avec la gale pour avoir remis la chemise qu'il portait avant de faire le traitement et qui n'avait pas été désinfectée. Si pour une raison quelconque cette chemise était allé couvrir les épaules de son frère ou de quelqu'autre, très certainement la contagion aurait eu lieu. Après ce premier traitement et cette récidive guérie parfaitement, l'enfant attrape la gale une troisième fois pour avoir couché sur une paillasse qui lui servait de couchette et qui, de même que sa chemise, n'avait pas subi la désinfection, peut-être pas de lavage. C'est un point sur lequel nous insisterons à propos du traitement.

Un peu plus tard, quand les enfants ont grandi, quand ils ne sont plus sur les genoux de leur mère ou de leur nourrice, ils s'infectent en s'amusant entre eux et il y a mille jeux qui permettent ces contacts, qui peuvent être mis en cause dans le cas qui nous occupe. Il est fâcheux que l'observation ne porte pas sur ce mode de contamination. Nous n'avons pas pu en trouver des exemples malgré nos actives recherches. Cela ne tient certainement pas à la rareté du fait, il est probable que les cas de ce genre ont été vite traités et n'ont pas particulièrement attiré l'attention du médecin pour en garder l'observation.

M. le docteur Andrieu, dans sa thèse sur la vulvo-vaginite des petites filles, signale, à juste titre, comme mode de contagion de cette maladie, ce qu'il appelle « les attouchements voulus ou accidentels » qui se produisent chez les petits enfants plus souvent qu'on ne croit. » En ce qui nous concerne, nous nous permettons de reprendre cette opinion et de l'appliquer à l'étiologie de la gale. Le sage n'affirme rien qu'il ne prouve, dit le proverbe; mais, si nous n'avons pas des exemples, nous pouvons bien dire, sans crainte de nous tromper, que ce mode de contagion est très admissible et peut très bien se rencontrer.

On a longuement discuté pour savoir si les animaux peuvent transmettre la maladie à l'homme. Les opinions les plus diverses ont été émises à ce sujet. Furstenberg prétend qu'elle est difficilement transmissible. Bourguignon et Gerlach ont essayé de faire des expériences d'inoculation sans pouvoir les réussir, d'où ils concluent à la négative. D'autres dermatologistes donnaient comme raison de la nontransmission, le fait que l'acarus des animaux se plaît difficilement sur la peau de l'homme.

Ces opinions diverses nous semblent un peu rigoureuses. Il y a aujourd'hui des cas qui semblent démontrer le contraire de ces théories. Larousse, dans son dictionnaire, prétend à juste titre que la gale sarcoptique n'est transmissible que du cheval à l'homme, puis il ajoute que les chiens, les chats, les chèvres peuvent très bien communiquer leur mal ; il dit aussi qu'on a vu des filles de ferme qui étaient en contact avec des gallinacées avoir pris la gale de celles-ci ; Alibert et Biett rapportent le cas des employés d'un jardin des plantes qui prirent la gale en soignant des animaux qui en étaient atteints. Hardy déclare qu'il a vu des éruptions prurigineuses, mais sans sillons, sur des individus qui étaient en contact avec des chiens et des chats galeux et, au moyen de parasiticides, il a obtenu une guérison rapide. Besnier rapporte un cas de transmission du cheval à l'homme. Enfin, Mouronval cite dans sa thèse un exemple fort remarquable dans lequel la contagion a eu lieu par des chats. Nous donnons l'observation en son entier pour ne pas amoindrir la preuve qu'elle apporte de l'opinion émise.

La nommée P..., culottière, vingt-quatre ans, entre à l'hôpital Saint-Louis pour une affection psorique, localisée aux lieux et places habituels. Elle déclara n'avoir jamais touché de personne atteinte de cette affection, qu'elle la devait indubitablement à un chat qu'elle avait chez elle ; ce qui était d'autant plus probable que deux jeunes chats issus du premier, qu'elle avait élevés et donnés à deux familles différentes, avaient communiqué l'affection aux deux familles. Terminée le dix-septième jour. Nous reçûmes plus tard une de ces familles qui avait pris la gale du chat donné par la malade précédente, elle se composait de la grand'mère, de la mère et de ses trois enfants.

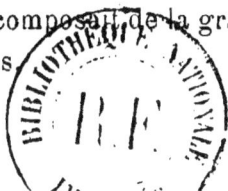

2

Cette observation très catégorique et très nette nous permet bien d'émettre cette opinion que la gale est parfaitement transmissible de l'animal à l'homme et cela par contact, le plus souvent avec les mains, et il nous paraît par conséquent fort plausible que les enfants, avec toute la légèreté et l'insousciance qui les caractérise à cet âge, ne sachant pas le danger qu'ils peuvent courir, prennent le sarcopte en s'amusant avec un animal domestique qui en possède et qui se trouve par hasard près de lui. Bien qu'exceptionnels, ces faits se sont rencontrés et peuvent se représenter, c'est à ce titre qu'ils rentrent dans le cadre étiologique de la maladie.

D'autres causes non moins plausibles, mais plus rares, peuvent contribuer à la propagation du mal, telles qu'une poignée de main, une caresse prolongée avec la main, tout autant d'attouchements dont la durée est fort limitée. « Ce sont là, dit Hardy, des faits non impossibles, mais ce sont des modes de contagion exceptionnels. »

Comme causes adjuvantes et prédisposantes qui complètent, ce nous semble, ce chapitre d'étiologie, il est nécessaire d'indiquer pour être complet, ce qui peut-être induisait en erreur les premiers auteurs qui s'occupèrent de la question. Pour eux, nous les avons, ce qu'ils appelaient les humeurs, était la cause de tout le mal, aujourd'hui nous les nommons la scrofule, le rachitisme, la bacillose.

L'âge, le sexe, les conditions sociales, les traumatismes, la malpropreté, la dentition même n'ont-elles pas une action sur cette évolution de la gale, ou plutôt tous ces états morbides ne font-ils pas de l'épiderme de l'enfant un merveilleux terrain de culture pour l'acarus. Pour nous, cela est incontestable, et nous pouvons très bien dire qu'un enfant, qui ne reçoit pas tous les soins qu'on lui doit, est en état d'infériorité vis-à-vis de ces parasites, et il doit certainement plus souffrir qu'un autre à qui les soins ne sont pas ménagés.

Hardy, à ce sujet, déclare « que les enfants qui paraissent offrir les conditions de germination les plus favorables et qui sont le plus exposés à contracter la gale ou les affections parasitaires en général, ce sont les enfants épuisés par la misère ou les malad'es, les scrofuleux par exemple. »

CHAPITRE III

SYMPTOMATOLOGIE

La gale, avons-nous dit, est une maladie contagieuse, essentiellement prurigineuse, caractérisée par la présence, sous la peau, d'un parasite, l'acarus.

Cette définition renferme tous les caractères de la gale. Avant de les passer en revue, il nous paraît utile de dire ce qu'est l'acarus. Nous étudierons ensuite le sillon au fond desquels on le trouve et les lésions qui se produisent au niveau des points où il élit domicile et dont il est directement ou indirectement la cause.

L'ACARUS. — Nous ne nous arrêterons pas à faire la description détaillée de ce parasite, ce travail appartient aux entomologistes. Nous renvoyons donc pour cette étude complète aux ouvrages qui ont été particulièrement écrits à son sujet. Tels sont : le *Traité de zoologie* de Moquin-Tandon, les travaux de Lanquetier, de Bourguignon, qui ont donné sur les mœurs, les habitudes, les sexes de ce parasite, des détails auxquels l'étude de la gale est redevable des progrès qu'elle a fait ces dernières années. Nous les résumerons en quelques lignes pour ne pas être incomplet.

L'acarus est un petit animal, de forme ovoïde, visible à l'œil nu. Le mâle est plus petit que la femelle. C'est celle-ci qui creuse sous l'épiderme les sillons dans lesquels elle pond les œufs, qui sont en grand nombre ; ce qui expliquerait la

rapide propagation de la gale. Le mâle se contente de la fécon-
dation et se cache, le reste du temps, sous les croûtes qui se
trouvent disséminées un peu partout sur la peau. L'évolution
des œufs est très rapide ; et les acarus ne vivent pas longtemps. D'après Berdal, un acarus femelle peut vivre de six
semaines à deux mois.

On comprend facilement le rôle pathologique joué par le
sarcopte femelle. Nous venons de dire que c'est elle qui creuse,
sous l'épiderme, le sillon au fond duquel elle se blottit et où
elle dépose ses œufs. Dubreuil, interne à l'hôpital Saint-Louis,
qui a fait des études sur l'acarus, essaie de donner l'explication de ce refuge de la femelle sous l'épiderme. « La couche
cornée de l'épiderme, dit-il, est la plus succulente, l'acarus
y trouvant une riche pâture, s'empresse de la choisir comme
lieu d'élection. » Nous savons où le mâle va se cacher, quand
on le cherche. Il faut avoir de la constance pour le trouver,
et l'on est obligé même de se servir d'une loupe pour le découvrir.

Maintenant que nous savons d'une manière générale ce
qu'est l'acarus, demandons-nous à quels signes on reconnaît
qu'un malade est atteint de la gale. En un mot, quels sont les
symptômes de la maladie ?

S'il s'agit d'un homme ou d'une femme pouvant s'expliquer,
on peut avoir des renseignements rapides sur l'origine de la
maladie ; mais, pour les enfants, tous ceux qui ont eu affaire à
eux connaissent, sans doute, les difficultés d'un interrogatoire.

Mais si l'enfant ne parle pas, ses actes parlent pour lui.
En effet, le premier symptôme qui se présente, c'est la
violente démangeaison accompagnée du grattage. Au début
de la maladie, il est vrai, le prurit est peu accusé ; mais, au
fur et à mesure que les lésions s'accentuent, il devient plus
intense, il est même intolérable quand la maladie est plus
ancienne.

Un des caractères dominants de ce prurit violent, et qui le distingue de tous les autres, c'est qu'il a son maximum la nuit, ne permettant pas au petit malade une minute de sommeil. Pendant le jour, il laisse au galeux le repos ; le soir, il reprend de plus belle. C'est donc un caractère de ce prurit d'être exclusivement nocturne ou à peu près. Aulié explique cette démangeaison en disant que, « la nuit, c'est le moment du travail » ; le parasite semble se réveiller sous l'influence de la chaleur du lit, il s'enfonce dans son sillon et produit ce prurit dont seuls ont l'idée ceux qui en souffrent. D'autres auteurs l'ont expliqué en disant que l'acarus sécrétait un produit toxique, très irritant, qui est la cause de cette démangeaison insupportable. Il est donc tout naturel que le malade se gratte, et cela d'une façon presque continuelle, déterminant ces lésions, dont nous parlerons plus loin. — « Ce grattage, dit Berdal, est, chez certains malades, inconscient, ils ne perçoivent même pas la démangeaison. » — Nous avons entendu d'un galeux, ce qu'il faut en prendre de cette inconscience et de cette insensibilité. Disons, tout de suite, qu'ils ne paraissent pas être précisément du même avis.

Après la démangeaison, le second symptôme sur lequel porte l'attention, ce sont les lésions cutanées qui accompagnent la lésion initiale produite par l'acarus.

Avant de les étudier séparément, disons tout de suite qu'elles varient suivant les individus qui en sont porteurs. Elles peuvent être diffuses, généralisées en certaines parties du corps. Il semble que ce sont les plis interdigitaux et articulaires qui sont le plus souvent attaqués. L'homme les présente de préférence entre les doigts et sur leur face latérale, sur le côté antérieur et interne du poignet, aux creux de l'aisselle, sur la verge, où les vésicules peuvent atteindre de grosses proportions, à la partie inférieure des fesses ; c'est par là que les enfants sont, nous l'avons déjà dit, générale-

ment contagionnés. On les rencontre aussi à la paume des
mains, sur le pourtour des malléoles, sur le bord interne des
pieds. Bazin en rapporte un cas, où la gale était localisée à
l'épaule droite.

Un caractère très important, sinon capital, de ces lésions
cutanées, c'est qu'on ne les remarque presque jamais sur la peau
de la tête. Cependant Berdal, dans son *Traité des maladies
vénériennes*, signale des enfants chez qui on a trouvé des sillons
du côté du menton. Bateman, qui a eu l'occasion d'observer
des enfants et des adultes venant des Indes et qui étaient
atteints de la gale, dit que « les lésions étaient très abon-
dantes et qu'elles gagnaient même la figure ; la peau, ajoute-
t-il, était foncée, sale, avec des taches impétigineuses ; cette
gale était très contagieuse et très difficile à guérir. »

Il faut ajouter que ce sont là des cas absolument rares
et que l'on ne rencontre en clinique que d'une façon excep-
tionnelle et presque anormale.

Maintenant que nous connaissons les diverses localisations
de ces lésions, nous devons étudier en quoi elles consistent
et quels sont les éléments qui les composent. Ces éléments
sont multiples, comme nous allons le voir, et leur présence
n'est pas d'une valeur absolue au point de vue symptomatique.

Le sillon. — En première ligne, on y découvre le sillon
qui est un signe pathognomonique irrécusable. Il accuse la
gale, et la gale seule. « C'est, dit Aubé, le relief de la galerie
de l'acarien. » Il décèle sa présence, puisqu'on est toujours à
peu près sûr d'y découvrir le corps du délit. La femelle seule,
on le sait, le creuse pour y déposer ses œufs et se mettre à
l'abri. Ce sillon, que tous les auteurs décrivent, est de dimen-
sions variant de quelques millimètres à un centimètre. Sa
forme est aussi variable. Il est rectiligne, le plus souvent

recourbé en forme de virgule ou d'un grand C. Chez les gens dont la propreté n'est pas la qualité dominante, il a une couleur grise ou noire ; chez les gens propres, qui font fréquemment usage du savon, il est blanc.

Le sillon lui-même présente deux extrémités, l'une à l'extérieur, par où a pénétré la femelle de l'acarus, l'autre est formée par un petit cul-de-sac, surmontée d'une petite saillie blanc-jaunâtre, brillante. Bazin, qui l'a décrite, et qui lui a donné son nom, l'appelle « éminence acarienne ». A l'époque où le traitement n'était pas institué, les femmes du peuple excellaient à retirer l'acarus de sa retraite, en perçant cette éminence, et en retirant la cause de tout le mal au bout d'une aiguille ou d'une épingle.

Les sillons se trouvent partout où existent les lésions cutanées. Ils sont spécialement localisés sur le bord des doigts ; chez l'enfant, on les trouve surtout à la paume de la main, autour des malléoles et sur le bord interne des pieds.

Nous verrons dans le chapitre suivant la valeur de ce symptôme au point de vue du diagnostic.

LA MILIAIRE ACARIENNE. — La miliaire acarienne est une des lésions cutanées de la gale, dont la valeur symptomatique, pour certains auteurs, est égale à celle des sillons. Ce sont de petites vésicules herpétiformes, de la dimension d'une tête d'épingle, ou d'un grain de millet. Elles sont transparentes et cristallines, et siègent partout où on découvre des sillons. Ceux-ci sont, pour ainsi dire, versés au milieu d'elles, mais sans en faire partie, et ils en sont bien distincts. Si on les déchire à leur maturité, on voit paraître et s'écouler une gouttelette d'un liquide d'une limpidité parfaite. Ce liquide finit par se dessécher et laisse à sa place une croûte jaunâtre et très mince. On ne les observe pas généralement au début de la maladie, mais peu de temps après,

quand l'acarus a déjà produit le sillon Bien qu'elles soient à
peu près constantes, elles peuvent manquer parce que le liquide qu'elles renfermaient s'est résorbé ; le grattage se pro-
duisant sur la place qu'elles occupent, la peau se déchire et
alors il s'y forme une petite croûte qui ne présente plus les
mêmes caractères que lorsque la vésicule se perce naturelle-
ment. Elle est plus étendue et de couleur brunâtre et plus
foncée.

PAPULES. — En outre de ces vésicules qui constituent la
miliaire acarienne, il y a encore une éruption constituée par
des papules qui ne sont pas particulières à la gale. On les
confond souvent avec les papules du prurigo. Cette éruption
papuleuse envahit les mains, les poignets, les avant-bras,
elle peut se généraliser. Berdal en décrit deux sortes, suivant leur dimension : « Les unes se présentent sous la forme
de petites papules amincies dont le sommet est recouvert
d'une croûtelette sanguine, brunâtre ou noirâtre. » Certains
auteurs les considèrent comme le résultat du grattage, d'autres, comme étant du domaine de l'évolution de la maladie
Les grosses papules qui forment la deuxième catégorie, décrite par Berdal, sont celles que l'on rencontre sur le mamelon des femmes, sur la verge de l'homme ; chez les enfants,
elles sont plus rares et peuvent même manquer, ils ne
présentent que les plus petites. Ces papules, nous l'avons dit,
peuvent se généraliser, sauf à la face, ce qui semblerait bien
indiquer qu'elles doivent faire partie de la maladie elle-même.
Un autre caractère commun avec la gale, c'est qu'elles dis-
paraissent avec elle.

PUSTULES. — A une période plus avancée, ces papules que
nous venons de décrire peuvent devenir de véritables pustules comparables à des phlyctènes. L'épiderme est soulevé, de

couleur jaunâtre, renfermant un liquide purulent. Leur siège est celui des autres lésions cutanées, les mains, les coudes, les fesses, les pieds. Leur nombre, assez considérable parfois, a fait décrire à plusieurs auteurs, en particulier à Fournier, une gale d'un genre spécial : ce serait la gale pustuleuse, dans laquelle les sillons seraient plus rares que dans les autres formes.

A côté de ces lésions que nous venons de décrire et qui rentrent dans le cadre symptomatique de la gale, d'autres, non moins rares, lui servent, semble-t-il, de cortège habituel; nous les nommerons sans nous y arrêter, pour ne pas allonger inutilement ce travail et sortir du plan que nous nous sommes imposé.

Citons d'abord l'eczéma plus au moins suintant, à qui Berdal fait jouer un grand rôle dans le diagnostic de la gale chez la femme. Quand celle-ci en présente sur le mamelon, elle aurait d'après lui la maladie; l'eczéma, l'impetigo sont tout autant de lésions que l'on peut rencontrer avec les symptômes de la gale. Ajoutons qu'elles en rendent le diagnostic souvent difficile.

Les enfants malingres ou mal tenus peuvent encore présenter des lésions suppuratives plus ou moins développées. Le grattage un peu intense, peut déterminer chez eux des suffusions plus ou moins étendues, des traînées rougeâtres, sanguinolentes, de l'érythème. On peut voir s'assombrir encore le tableau, s'il survient de l'œdème, des furoncles, des abcès, de la lymphangite, de l'adénite, des inoculations microbiennes de proche en proche. Tout autant de complications qui ont été observées et que, par conséquent, il est de notre devoir de signaler.

A ce sujet, nous avons noté à la suite de nos observations un cas de gale où s'ajouta par le grattage, et chez un enfant sale, de petits abcès qui envahirent la tête et la région du cou (obs. IV.)

Telles sont les lésions que présente la gale. Aujourd'hui, il est vrai, ce tableau ne s'offre pas dans toute son horreur, grâce aux soins de propreté employés, grâce surtout au traitement rapide et radical qui a rendu déjà de signalés services.

CHAPITRE IV

————

MARCHE. — DURÉE. — TERMINAISON

Une fois que la contagion est produite, que les premiers symptômes se sont déclarés, quelle est la marche de la maladie? On peut dire que l'évolution de la gale se fait d'une façon assez régulière. Il est vrai toutefois d'ajouter que celle-ci subit le contre coup des circonstances. Un traitement sérieux, intervenant dès que le diagnostic est posé, arrête d'une façon catégorique la marche des événements, mais malheureusement il n'en est pas toujours ainsi. Si rien ne vient s'y opposer, et si on laisse la maladie suivre son cours, soit que le malade ne sait pas qu'il peut avoir été contagionné, soit par suite d'une négligence coupable, la maladie suit une marche régulière. La démangeaison qui, en général, attire l'attention des galeux, ne se déclare qu'après une durée de temps qui varie entre huit et quinze jours. Certains auteurs, considérant ce temps comme une période de début, lui donnent le nom de « période d'incubation ». Cette démangeaison, nous le savons, est particulièrement nocturne et incommode fort les petits malades. Puis s'établissent de façon pour ainsi dire chronologique, les sillons, simultanément à la démangeaison, la miliaire vésiculeuse, les pustules, les papules et toute la gamme des complications symptomatiques que nous avons décrites dans le chapitre précédent. La maladie a donc une marche ascendante et progressive si un traitement sérieux et intensif n'intervient pas.

Elle peut durer des mois, et même des années chez des enfants dont les parents n'ont pas la notion de la propreté et chez les miséreux. C'est triste à dire, mais cela a été malheureusement constaté. Les parents sont, dans ce cas, doublement coupables et peuvent se dire responsables de la mort de leurs enfants. Cela s'est vu aux époques où le peuple n'avait pas les ressources qu'il a aujourd'hui, à peu de frais et même gratuitement. Il peut abuser du traitement et des moyens prophylactiques pour éviter le danger. Aussi pouvons-nous dire que maintenant la maladie chez les enfants se termine généralement par la guérison.

Cependant, il est des pays où la gale existe à l'état endémique. De ce nombre font partie la Suisse, la Bretagne, surtout la Norvège. « Dans ce pays, les enfants attrapent la gale et la gardent toute leur vie si elle n'est pas traitée. Cela tient sans doute aux mauvaises conditions hygiéniques et à la continuelle malpropreté dans laquelle vivent les habitants qui sont atteints de la gale, dans les pays que nous venons de citer » (Fournier).

Il est cependant des cas où, sans être continuelle, l'évolution de la gale chez les petits enfants, de même que chez les adultes, peut subir une certaine rémission. Elle s'arrête pour reparaître ensuite avec tous les symptômes d'une nouvelle infection. Nous voulons parler des cas où un enfant est atteint de fièvre aiguë (fièvre typhoïde, pneumonie, fièvre éruptive en général, etc.). Tous les auteurs ont remarqué que les phénomènes morbides de la gale s'arrêtaient, disparaissaient presque pendant l'évolution de la nouvelle maladie, pour reprendre ensuite. Hardy donne l'explication de ce phénomène en disant que l'acarus n'aime que la peau saine. Fournier est du même avis et prétend que « les sarcoptes n'aiment que les individus à chair saine et succulente. »

Le pronostic est aujourd'hui moins sombre qu'autrefois. Comme nous le verrons à propos du traitement, la gale se guérit en une heure et demie. Mais nous devons faire des réserves pour les vieillards et surtout pour les jeunes enfants. En effet, à cet âge, par suite des mauvais soins dont ils peuvent être l'objet, par leur dentition défectueuse, on peut juger de l'effet produit par ce surcroît de souffrances sur de frêles existences, déjà profondément atteintes. Aussi, soit dit en passant, doit-on surveiller d'une façon rigoureusement attentive la dentition des jeunes enfants atteints de la gale, on leur sauve souvent la vie, et c'est, nous le pensons ainsi, une raison plus que suffisante pour fixer l'attention du médecin. Billaud, dans son *Traité des maladies des enfants*, insiste sur ce point et dit « qu'il faut avant tout combattre ce qui peut être sujet à complication et à dépérissement de l'organisme. » On traite ensuite la maladie elle-même. C'est un conseil fort sage et auquel nous nous rallions volontiers.

M. le professeur Baumel, dont on connaît l'autorité en cette matière, dit que les dents sont la source d'un grand nombre de maladies et la désorganisation de frêles existences, si on n'y remédie pas aussitôt. A cela s'ajoutent les troubles de la digestion, du système nerveux et même des convulsions dont nous avons trop souvent à déplorer les tristes effets.

CHAPITRE V

DIAGNOSTIC

Le tableau symptomatique que nous avons fait de la gale dans le chapitre précédent est, à notre avis, bien loin de plaider en faveur de la facilité du diagnostic.

Certains auteurs, cependant, semblent penser le contraire. Moynac dit qu'il est très commode, à cause de la facilité avec laquelle on saisit le sarcopte au fond de son sillon avec une épingle ou une aiguille. Hardy affirme que « tout enfant atteint d'éruption et de démangeaison aux pieds, aux mains et aux organes génitaux a la gale. » D'autres auteurs, Rillet, Barthez, semblent avoir une opinion semblable. Disons, tout de suite, que telle n'est pas notre opinion, et, pour le prouver et tâcher de la soutenir, nous n'avons qu'à prendre les observations qui ont été l'objet de notre thèse. En les parcourant, il est facile de voir les tâtonnements par lesquels on a passé avant de poser un diagnostic précis et formel, auquel le traitement approprié donna raison. Le second enfant avait la gale, pour ainsi dire, à l'état chronique. Au moment où il vint à la clinique des maladies des enfants, il avait treize ans. Depuis l'âge de trois ans il avait la gale. Il s'était, par conséquent, écoulé dix ans, pendant lesquels le pauvre enfant fut soumis à tous les traitements possibles. Il ne s'en rappelle plus le nombre, pas plus que ses parents. Examiné tour à tour

par des médecins et par des dermatologistes même, il est
envoyé une première fois aux bains de mer comme scrofuleux,
une seconde fois aux Fumades comme herpétique; celui-ci
le prend pour un syphilitique et le soumet au traitement spéci-
fique ; celui-là croit se trouver en présence du prurigo de
Hébra; finalement, après tant d'hésitations on reconnaît la
gale, un traitement de deux heures suivi de trois autres le
guérit de sa maladie et le débarrasse de ses parasites..

Cet exemple si net nous permet donc bien de dire et d'in-
sister sur ce fait que le diagnostic de la gale n'est pas toujours
facile chez l'enfant, et qu'en présence d'un cas de ce genre
on doit être souvent fort embarrassé.

Prenons les symptômes de la gale les uns après les autres
et voyons l'importance de chacun d'eux au point de vue du
diagnostic.

Le sillon est le premier symptôme pathognomonique de la
maladie. Nous disons le premier pour ne pas être en désac-
cord avec les auteurs qui, en général, prétendent qu'on le
trouve toujours, et que, s'il n'y est pas, la gale n'existe pas.
Nous ne pouvons pas, cependant, dire que c'est là l'expression de la vérité, et toute la vérité. Le sillon, en effet, peut
être quelquefois très difficile à découvrir. Il est, des pro-
fessions chez l'homme qui déterminent des mains calleuses,
les charpentiers par exemple , les teinturiers, dont les mains
sont, pour ainsi dire, rongées par les produits chimiques. Il
est vrai qu'il est nécessaire, pour cela, que l'éruption soit localisée aux mains. Le sillon peut se confondre avec une raie
noire de saleté, avec une éraillure de la peau produite par le
grattage. Dans la gale pustuleuse, avec des éruptions étendues, confluentes, il est très difficile, pour ne pas dire impossible, de découvrir un seul sillon, à plus forte raison un
acarus.

Ils sont souvent invisibles l'un et l'autre, et c'est peut-être en désespoir de cause que l'on recommande la loupe pour les apercevoir. Chez le petit malade dont nous parlons plus haut, il était très difficile de voir les sillons, même avec la loupe, et il est probable que la recherche de l'acarus, dans ce cas, fut bien favorisée par ce fait bien significatif qu'il contagionna son frère. Il en fut de même chez l'autre petit galeux, qui donna le mal à une fillette du service, pendant que celle-ci le gardait en l'absence de sa mère.

Toutes ces difficutés, qui ne sont pas décrites pour le besoin de la cause, que l'on a parfaitement observées, ne plaident pas, semble-t-il, en faveur de la facilité du diagnostic. Si l'on découvre le sarcopte, c'est-à-dire si on met la main sur le corps du délit, le diagnostic est tout posé, mais ce ne sera qu'à cette condition. Nous n'insisterons donc pas davantage sur la valeur de ce symptôme. La présence du sarcopte constatée, c'est la cause même de la gale prise sur le fait, et nul doute ne devient plus possible. Pas de sillons, pas de sarcoptes, dit Hardy, et, par conséquent, pas de la gale.

Toutes les éruptions que nous avons étudiées dans le chapitre précédent, depuis la miliaire acarienne jusqu'aux lésions du prurit, obscurcissent encore singulièrement le diagnostic, et peuvent même parfois le rendre impossible.

Ce n'est que par leurs localisations spéciales et la façon morphologique dont elles se présentent, qu'elles peuvent servir au diagnostic au même titre que le sillon. Ces localisations, nous ne les reprendrons pas en détail, ce seraient des redites inutiles. Les plus caractéristiques et les plus communes doivent être rappelées.

Ce sont les espaces interdigitaux, la paroi antérieure de l'aisselle, les fesses des petits enfants et les malléoles. De toutes ces éruptions, la miliaire acarienne a le plus de valeur, elle marche presque de pair avec le sillon. Les autres n'en ont qu'autant qu'elles l'accompagnent, et par les localisations dont nous avons déjà parlé.

Le prurit, exclusivement nocturne, est aussi un bon moyen de diagnostic, mais il est d'une sage prudence de le réserver si on n'a que ce symptôme à enregistrer. D'autres maladies de la peau, non moins rares que la gale, présentent ce prurit. Tel est l'eczéma, le prurigo de Hébra, qui prête si souvent à confusion. Il convi·nt d'ajouter cependant que, dans ces deux derniers cas, il est plus permanent, et n'offre pas les rémissions diurnes que nous remarquons dans la gale.

A part tous ces symptômes que l'on peut appeler visibles, si toutefois cela est possible à l'œil nu, tout au moins avec la loupe ; il en est d'autres, qu'il ne faut pas négliger et qui sont d'une utilité incontestable quand il s'agit de se faire une opinion absolument certaine. Ce sont les renseignements que l'on doit toujours demander aux parents, car la plupart du temps les enfants ne peuvent pas ou ne savent pas les fournir. On doit donc leur demander si l'enfant a une nourrice ; d'ailleurs, dans ce cas, celle-ci accompagne généralement le petit malade, et il est alors bien facile de s'assurer du fait. On demandera si l'enfant couche seul ou avec d'autres personnes, si son compagnon de lit n'a pas de démangeaisons, s'il n'a pas fréquenté d'autres enfants douteux ; tout autant de questions qu'un médecin ne laisse pas passer sous silence et qui peuvent, on en conviendra facilement, aider à faire le diagnostic.

Tant de diversité de symptômes, compliqués des caractères si variés que nous venons d'étudier, ne sont pas faits, on le voit, pour affirmer la facilité du diagnostic de la gale chez les enfants. Un seul symptôme, la prise directe du sarcopte au fond de son sillon parfaitement visible, permet d'affirmer le diagnostic. Les autres lésions ne peuvent que faire naître, même réunies, le doute dans l'esprit de l'observateur. On n'affirmera rien sans avoir réuni l'ensemble de toutes les causes permettant d'affirmer. C'est pourquoi on réservera le diagnostic au début afin de pratiquer un nouvel examen, s'il le faut, aussi complet que le premier et la main armée de la loupe, pouvant amener la découverte du symptôme primordial qui restait à trouver.

Bazin, dans son excellent article sur ce sujet, du dictionnaire encyclopédique des sciences médicales, entrevoit la réelle difficulté de ce diagnostic. « Il est, dit-il, des cas très rares, mais qui existent, dans lesquels le diagnostic ne peut être affirmé : on doit faire le traitement insecticide dont les conséquences, supposé que l'on fasse erreur, n'équivalent pas les avantages que l'on en retire, surtout si l'on touche juste. » Bazin semble, avec raison, avoir recours au traitement pour compléter son opinion première.

Ainsi donc nous disons que la difficulté du diagnostic est bien réelle, que nos observations et tant d'autres le prouvent, et qu'il sera toujours prudent et sage, avant de l'affirmer, d'avoir une preuve sûre de ce que l'on avance.

Nous n'aurions pas complètement démontré la réelle difficulté du diagnostic de la gale si nous ne disions pas quelles sont les autres maladies de la peau avec lesquelles on peut la confondre.

Disons qu'elles sont nombreuses, nous ne citerons en particulier que la phtiriase, le prurigo de Hébra, l'eczéma, la dishydrose.

La phtiriase présente certains symptômes de la gale avec lesquels il ne faut pas la confondre. Ici comme là, le prurit existe de même que les lésions de la peau, produites sous l'effet d'un grattage un peu violent. Mais ce prurit n'a pas les mêmes caractères. On peut dire qu'il est continuel, et que, sous l'influence de la chaleur du lit, déterminant probablement une suractivité de la part des pediculi, il se produit des exacerbations nocturnes ; il convient d'ajouter que ce prurit est moins intense que celui de la gale. Nous avons déjà parlé ailleurs des douleurs qu'éprouvent les enfants galeux. Quant aux lésions, elles ne sont pas localisées aux mêmes points. Dans la gale on les rencontre encore une fois, dans les espaces interdigitaux, aux poignets, malléoles, fesses, presque pas et même point à la partie supérieure du dos, du thorax ; tandis que ce sont là les lieux de prédilection de la phtiriase, avec les longues traînées rouges laissées sur la peau par la violente pression des ongles. Au surplus, un examen minutieux du corps et des linges du malade permettra de vérifier la présence des parasites qui sont la cause de tout le mal.

Le prurigo de Hébra est une affection avec laquelle la confusion est très facile à faire. C'est une maladie assez spéciale à l'enfance, elle débute à l'époque de la première dentition vers huit à dix mois et elle est difficilement guérissable.

Comme dans la gale, il y a du prurit, et des lésions de la peau. Le prurit, qui commence après quelque temps, est pour ainsi dire continuel. Le temps froid de l'hiver et du printemps semble, d'après certains auteurs, avoir une influence spéciale sur ces exacerbations. Ce prurit est aussi intense et présente probablement pour les mêmes raisons une certaine rémission pendant le jour, mais moins marquée. Les lésions cutanées n'ont pas aussi les mêmes caractères et les mêmes localisations, elles prédominent à la partie inférieure du corps et ne siègent pas sur les parties où la peau est fine, c'est-à-dire les articulations. Elles ressemblent beaucoup à la miliaire acarienne avec laquelle on les confond souvent.

Comme elles, elles sont petites, arrondies, rose pâle, nullement confluentes. « On les sent plus qu'on ne les voit, dit Berdal. » Après le grattage, elles sont excoriées, et à leur surface apparaît une petite croûte de couleur brune, qui n'est autre que du sang desséché. A la chute de cette croûte, il reste une cicatrice blanche, qui peut être pigmentée.

Certains auteurs signalent une complication que l'on ne trouve pas chez les galeux. C'est la tuméfaction des ganglions, de l'aisselle, de l'aine, du cou. Mais ils n'arrivent jamais à présenter les phénomènes de suppuration. M. le professeur Baumel, dans ses *Leçons cliniques sur les maladies des enfants*, signale trois cas de gale qui avaient été pris pour du prurigo et qui, soumis par lui au traitement de la gale, guérirent rapidement, ce qui démontre bien ce que nous avons déjà dit de la difficulté du diagnostic de la gale. Nous exprimons ici le regret de n'avoir pas pu nous procurer les observations.

« L'eczéma véritable, dit Tenneson, ne s'accompagne pas des lésions polymorphes que l'on observe dans la gale. » Quelle que soit son intensité, on ne trouve pas les longues traînées rouges produites par le grattage, ou, s'il y en a, c'est en fort petit nombre. »

Certains auteurs considèrent l'eczéma suintant comme une complication fatale de la gale. C'est pour eux un signe certain de diagnostic : « Toute femme enceinte, nourrice, dit Mailhetard, qui a de l'eczéma du sein, est atteinte de gale. » Il en serait de même pour les enfants qui en présenteraient à la poitrine.

Les vésicules de la dishydrose ressemblent énormément à la miliaire acarienne. Elles sont localisées comme elles à la face latérale des doigts; mais, pour des yeux exercés, elles sont plus petites, leur saillie à la peau est moins accentuée. Berdal les compare à « des grains de sagou cuits, insérés assez profondément dans la peau. » Elles semblent plus nombreuses que les vésicules de la miliaire acarienne, et produisent au toucher la sensation et la cuisson d'une brûlure. Quand elles se rompent, elles laissent échapper un liquide clair, se dessèchent et la peau se desquame.

Telles sont les maladies qui prêtent le plus à confusion au point de vue qui nous occupe. Comme on le voit, les caractères qui les séparent de la gale ne sont pas d'une netteté telle qu'on ne puisse pas s'y tromper. Certains observateurs très minutieux se sont laissés induire en erreur. Notre observation en est un exemple assez frappant. Nous pouvons donc bien conclure que le diagnostic de la gale est difficile à faire, quelquefois impossible. Il faudra, pour éviter les confusions et les erreurs, une grande méthode, beaucoup de patience et surtout une grande ténacité pour rechercher plusieurs fois des symptômes qui ne sont que de la présomption, pour en faire des signes d'absolue réalité. En un mot, « il faut être aussi tenace que le mal lui-même », pour le trouver et le combattre.

CHAPITRE VI

TRAITEMENT

S'il est un traitement qui ait subi des modifications depuis qu'on connaît la maladie, c'est bien celui de la gale. Pour faire voir et surtout comprendre la nécessité d'un traitement sérieux, il faut dire avant tout que, si le traitement est bien fait, le malade guérit en peu de temps ; s'il est mal fait, il arrive ce que nous signalons chez le petit malade de notre observation ; on est obligé de le recommencer plusieurs fois, ce qui, entre parenthèses, n'est pas sans danger, surtout pour une certaine catégorie d'enfants, nous voulons parler des hémophiliques. Chez ces enfants, au moindre effort, à la moindre violence exercée de façon quelconque sur n'importe quel point du corps, il se produit des hémorragies assez conséquentes, même foudroyantes, pouvant entraîner la mort des malades. L'enfant de notre observation était descendant de parents hémophiliques, deux de ses frères sont morts d'hémorragies, l'un par les oreilles, l'autre par les chevilles. Une tante maternelle est morte d'épistaxis à la suite de violents éternuements. Heureusement pour lui, rien de ce genre ne s'est produit. Les malades de cette catégorie mis à part, il faudra donc faire un traitement sérieux, c'est au médecin de voir la meilleure route à suivre pour arriver au but sans danger.

Ceci dit, voyons quel a été jadis le traitement de la gale, ce qu'il est aujourd'hui, ce qu'il doit être.

Au début, que les idées humorales étaient en honneur, on s'adressait à tous les dépuratifs possibles et imaginables. Les vieilles femmes de la Corse avaient un excellent moyen de retirer l'acarus au fond de son sillon avec une simple aiguille. C'était très sûr et assez rapide.

Les médecins employaient, à cette époque, des frictions avec des substances rudes, qui n'avaient qu'un seul avantage, celui d'écorcher, pour ainsi dire, les malades en les faisant souffrir terriblement. On juge l'état dans lequel se trouvaient les pauvres petits enfants soumis à un tel traitement. Pareille chose eût pu, à la rigueur, se comprendre, si l'on était arrivé à un résultat quelconque. Mais écoutons, à ce propos, le docteur Vleminckz, président de la Société royale de médecine, rendant compte, en 1852, de la triste situation des galeux : « C'était chose déplorable à voir alors que nos galeux : qu'on se figure une sorte de bouge dans lequel se trouvaient entassés, encombrés une foule d'hommes presque nus, couverts de graisse des pieds à la tête, couchés sur des paillasses, remplis d'ordures et de saletés ; tels étaient ces malheureux en 1830 et tels ils avaient été durant quinze ans consécutifs. Et savez-vous combien de jours il étaient plongés dans cette atmosphère puante et infecte ? Douze, en moyenne, ni moins, ni plus. » Ceci se passe de commentaires sur le traitement employé alors pour soulager ces malheureux.

On voit, d'après ce tableau plutôt sinistre, les progrès qu'avait à faire cette question du traitement. Heureusement pour le galeux, ces progrès se sont réalisés et, aujourd'hui, grâce au traitement de deux heures que l'on peut même réduire à une heure et demie, on est arrivé à faire de la gale une maladie excessivement bénigne, si elle est comme nous le verrons rigoureusement et sérieusement traitée.

Estmuller commença à proposer le soufre et la matière grasse dans ce traitement, « à la condition, disait-il, d'ajouter la chair de vipère à l'intérieur. »

Bonomo, en 1687, insista sur l'importance du traitement; il préconisait les onguents, les composés du soufre, les sels, le vitriol, le mercure, substances qui s'insinuaient sous la peau et tuaient l'acarus.

Lorry, au traitement externe, conseille les adoucissants à l'intérieur « pour chasser le principe âcre. » C'est en somme le traitement des humeurs qui domine dans toute la thérapeu-tique de la maladie. Jusqu'en 1816, on préparait toujours le malade avant l'application des moyens externes, par des pilules, des potions, des tisanes, des purgatifs répétés, tout cela évidemment à titre dépuratif.

Le parasite connu, ainsi que les désordres dont il est capa-ble, les moyens pour le détruire se produisirent en nombre indéterminé. Les préparations à ce sujet abondent dans le Codex, et la simple énumération en remplirait plusieurs pages. Cela deviendrait inutile et surtout fastidieux. Citons néan-moins, pour mémoire, l'hellébore, la staphysaigre, le tabac, tout autant de plantes qui irritaient la peau et déterminaient des éruptions inflammatoires variées. On a eu employé les substances d'origine végétale, telle que l'huile de cade, le goudron, l'essence de térébenthine, le camphre, qui sont, il est vrai, de bons moyens de détruire l'acarus, mais qui ont de grands inconvénients : ils sont salissants, ils répandent une odeur nauséabonde, tout autant de raisons qui les font rejeter, car on a bien mieux.

En 1813, on employait les lotions savonneuses, le savon noir, le chlorure de chaux en lotions. Cazenave employait l'iodure de potassium, Hélier l'ammoniaque, Laine l'acide sulfurique ; les bains sulfureux, proposés par Dupuytren, irri-taient violemment la peau et demandaient un traitement de plusieurs jours. L'emploi des fumigations employées par Galès, en 1812, a été depuis abandonnée comme infructueuse.

Le formulaire de Bouchardat, enfin, est plein de pommades plus ou moins antiparasitaires. Citons, pour mémoire, les pré-parations de Pringle, d'Alibert, Emery, Vézin, etc., etc , enfin Helmerich, dont la pommade est aujourd'hui employée dans le traitement dit de deux heures.

Ce mode de traitement est celui dont on se sert à peu près dans tous les hôpitaux, à cause de la rapidité de son exécution, et de son action antiacarienne. Hâtons-nous de dire que, si on traite les jeunes enfants par ce moyen, il est néces-saire d'être prudent dans le troisième temps de l'opération, qui consiste dans une friction énergique des parties atteintes. On pourrait avoir des accidents, à cause de la délicatesse des téguments, ou dans les cas d'hémophilie, de cyanose, dont nous parlions au début de ce chapitre. Tout autant de cas à prévoir de la part d'un médecin traitant avisé.

Maintenant que nous connaissons les précautions à prendre, voyons en quoi consiste le traitement tel qu'on le fait aujour-d'hui, et nous dirons ensuite ce qu'il doit être pour être efficace.

Le traitement de deux heures comprend quatre temps de demi-heure chacun, ni plus ni moins.

1° Première demi-heure. Le malade entièrement nu, on le savonne avec du savon noir et de l'eau tiède.

2° Deuxième demi-heure. Grand bain pendant lequel le malade continue de se savonner et de se frotter.

3° Troisième demi-heure. Le malade se frictionne entière-ment avec la pommade d'Helmerich.

$$
\begin{array}{ll}
\text{Fleur de soufre} \ldots & \text{50 gr.} \\
\text{Carbonate de potasse} \ldots & \text{25 gr.} \\
\text{Axonge} \ldots & \text{300 gr.}
\end{array}
$$

4° Quatrième demi-heure. Grand bain, après lequel le malade peut se recouvrir de poudre d'amidon, comme calmant.

L'acarus ne résiste généralement pas à ce traitement radical. Chez les enfants, on est parfois obligé d'y revenir, parce qu'on est allé un peu doucement dans la frotte, mais cela est rare. Les guérisons, d'après les statistiques faites à l'hôpital Saint-Louis en 1890, furent de 96 pour 100.

Nous avons relevé dans le registre des consultations gratuites, à la clinique de M. le professeur Baumel, cinq cas de gale chez les enfants, guéris radicalement par le traitement de deux heures, appliqué sérieusement.

Un des grands insuccès de ce traitement que M. le professeur Beaumel nous a prié de mettre en lumière est dû, non pas au traitement lui-même, mais à la façon dont il est fait. Il est utile de dire, en effet, que c'est la véritable cause de l'insuccès du traitement que de ne frictionner par exemple que cinq ou dix minutes, quand une demi-heure est absolument exigée, et cela pour chaque temps de l'opération. Les enfants soignés dans son service ne durent qu'à ce traitement mal fait, par des infirmiers ou des infirmières qui ne le connaissaient pas, ou le faisaient mal, d'être pendant de longs jours, la proie des acarus. C'est un point sur lequel nous insistons à plaisir, car c'est là certainement la source de nombreux déboires et de beaucoup d'échecs.

Bien que le traitement de deux heures soit aujourd'hui à peu près le seul employé en clinique, il y en a d'autres que nous ne devons pas passer sous silence, car, dans bien des cas, ils peuvent rendre de grands services.

La méthode adoptée par Julien, relative à l'emploi du baume du Pérou, et rapportée dans la thèse de Descouleurs, se résume en ceci : « Pas de bains, car le baume du Pérou ramollit et imprègne assez la peau et les sillons, frictions pendant vingt minutes avec des linges fins sur tout le corps de l'enfant, et surtout sur les parties les plus atteintes ; alors les malades se mettent au lit et gardent toute la nuit la pommade ; le lendemain, un bain de propreté avec de l'amidon termine la thérapeutique. On change, bien entendu, la literie, le linge, les vêtements.

Comme on le voit, le traitement est un peu plus long que le précédent, mais aussi il a l'avantage, pour les enfants, d'être plus doux et plus facile à faire. Le seul inconvénient qu'il présente, c'est qu'il n'est pas à la portée de toutes les bourses. Hallopeau dit cependant que ce traitement n'est pas sans dangers ; il produit, d'après lui, une dermite pustuleuse suraiguë, si on met du baume sur de larges excoriations permettant l'absorption rapide du médicament. Il cite trois cas de mort chez de jeunes enfants de quatre mois, six mois et quatre ans.

Billard, dans son *Traité des maladies des enfants*, recommande chez ceux-ci l'application la plus facile des bains de Barèges artificiels, alternés avec des émollients de guimauve : « Ils conviennent particulièrement, dit-il, aux enfants à la mamelle. » Il est regrettable que les cas de guérison par cette thérapeutique ne soient pas publiés.

Dauchez, ancien interne des hôpitaux de Paris, a donné le traitement suivant chez un enfant à téguments irritables. Nous le résumons aussi brièvement que possible :

« Trois jours, bains généraux fortement amidonnés ou gélatinés (300 à 400 gr.). A la fin du bain, lotions avec du savon de Panama. Poudrage à l'amidon. Envelopper le corps avec de la gaze imprégnée de glycérolé d'amidon.

» Quatre jours, frictions à la pommade de Fewlard (1), tous

(1) Pommade de Fewlard :

> Axonge........... 50 gr.
> Baume du Pérou.. 5 gr.
> Naphtol........... 1 gr.

les jours et pendant dix jours. En cas d'intolérance, on recouvre les téguments irrités par : vaseline 40 gr., oxyde de zinc 4 gr., eau distillée de laitue 10 gr. — Lotions chaudes pendant les quinze jours qui suivent, avec vinaigre aromatique 100 gr., et acide phénique 1 gr., une cuillerée à café dans une cuvette d'eau chaude. — Dans tous les cas, poudrage avec poudre de talc ou d'amidon, pendant plusieurs semaines, jour et nuit. »

Nous avons donné ce traitement avec intention, car, nous l'avons dit, c'est un grand danger que cette irritabilité de la peau, et il est de notre devoir, sinon d'inventer un remède répondant à tous les desiderata, du moins d'indiquer les moyens qui ont été employés pour soulager, dans la mesure de nos forces, ces pauvres petits malades. C'est au médecin d'employer ensuite le plus utile pour arriver à un résultat satisfaisant.

Un dernier mot sur l'emploi du naphtol, qui a donné de bons résultats chez l'adulte, mais qui, chez l'enfant, n'est pas sans danger, si la surface de friction est considérable.

On doit bannir l'usage du pétrole encore usité dans la classe ouvrière, heureusement de façon assez rare. Outre l'état répugnant dans lequel il achève de mettre les pauvres petits malades, il n'est pas sans dangers. Gaucher signale le cas d'un petit galeux qui, enduit de pétrole pour ce motif, s'approcha du feu et fut brûlé.

Signalons enfin le cas d'un enfant de dix-sept mois :

R .. (Jules), contagionné par un chien galeux, qui fut guéri par des bains d'amidon et des applications d'onguent styrax.

Une fois les lésions guéries, et le parasite détruit, la thérapeutique n'a pas encore achevé son œuvre. Il faut en outre prévenir les récidives par la désinfection du linge qui a servi au malade pendant le courant de sa maladie. Le blanchissage simple ne suffit pas, car les acarus sont tenaces, il faut être plus tenace qu'eux, sinon tout est à recommencer. On possède aujourd'hui dans les hôpitaux des étuves qui fournissent des températures de 110°-120°. On doit soumettre à leur action tout ce qui peut être désinfecté. Berdal recommande pour la chaussure les pulvérisations avec le sublimé. L'exemple que nous donne le malade de l'observation II est assez frappant. Il nous démontre bien la nécessité des soins que l'on est obligé d'apporter dans l'exécution pleine et entière de cette désinfection. Après deux traitements de deux heures qui amènent l'amélioration attendue, le malade revient à la clinique pour avoir remis la chemise qu'il avait quelques jours auparavant, et qui n'avait été que lavée, sans être soumise à l'étuve. Une seconde fois guéri, il revient quinze jours après pour avoir remis ses habits du dimanche qu'il portait lors de sa première entrée, et pour avoir couché sur une paillasse qui n'avait pas été désinfectée lors de la première ou de la seconde atteinte.

Cet exemple suffit, du moins le croyons-nous, à prouver ce que nous disions sur l'efficacité de la désinfection comme complément utile et nécessaire du traitement de deux heures. Tout les auteurs l'ont reconnu et nous le redisons après eux. Si cette désinfection n'est pas faite, ou est mal faite, la maladie persiste et l'on procure encore, par une négligence coupable, de longues heures de torture à ces pauvres petits malades.

OBSERVATIONS

Observation I

(Recueillie dans le service de M. le professeur Baumel)

D... (Antonin), quatorze mois, originaire de Montpellier, entré avec sa mère à la clinique des maladies des enfants, crèche des nourrissons malades, lit n° 2, le 29 juin 1900.

Antécédents personnels. — Né à terme, en nourrice à Langogne (Lozère), jusqu'à six mois. Ictère à deux mois et demi, qui dura quatre semaines.

Antécédents héréditaires. — Père bien portant; la mère a eu, pendant cinq ans, la fièvre palustre en Algérie. Depuis deux ans qu'elle est en France, n'a plus eu d'accès. Frère mort à onze jours, on ne sait de quelle maladie. Deux autres morts d'hémorragie en bas-âge. Avaient été conçus pendant que la mère avait les fièvres intermittentes. Le premier succomba à une hémorragie par les oreilles; le second, par une hémorragie qui se produisit au niveau d'un petit bouton qu'il avait à une cheville. Une tante maternelle est récemment décédée à la suite d'une épistaxis que rien ne put enrayer.

Histoire de la maladie actuelle. — Remonte à l'âge de six mois.

L'enfant venait d'être mis aux robes, lorsqu'il commença à se gratter à la face postérieure des cuisses, puis à la verge, dont il arriva à faire saigner le prépuce par le grattage ; enfin, à la nuque et aux oreilles. Le premier médecin qui le vit conclut à de l'eczéma généralisé, le traita par l'application de pommade boriquée au menthol et des poudres absorbantes. Ce traitement n'ayant rien donné, il le soumet à la liqueur de Van Swieten, le prenant pour un hérédo-syphilitique. Ce traitement n'ayant pas mieux réussi que le premier, la mère se décide, enfin, à entrer dans le service de M. le professeur Baumel, le 29 janvier 1900.

30 janvier. — Démangeaison et grattage à la nuque, aux oreilles, à la verge, l'enfant n'a pas un moment de repos.

Dentition. — Quatre incisives supérieures ; quatre incisives inférieures ; première grosse molaire supérieure gauche ; première molaire supérieure droite a une seule pointe hors de la gencive.

Traitement : Expectation. Vaseline boriquée et mentholée. Poudre d'amidon au sous-nitrate de bismuth. Ce traitement est prescrit par l'aide de clinique en l'absence du chef de service.

6 février. — L'enfant continue à se gratter. M. le professeur Baumel pose le diagnostic de gale ; mais, vu les antécédents hémophiliques du petit malade, il hésite à prescrire le traitement de deux heures, qu'il remplace par des applications de pommade d'Helmerich.

8. — L'enfant se gratte un peu moins.

10. — Poids : 7.325 grammes. Démangeaisons incessantes, surtout à partir de six heures du soir.

Traitement de deux heures : recommandation de le faire avec beaucoup de ménagements.

12. — Plus de démangeaisons à la nuque, et derrière les oreilles seulement.

13. — Poids 7.040 grammes. Traitement : Sirop de lacto-

phosphate de chaux à 5/100,20 grammes. Application de pommade d'Helmerich sur les points qui démangent.

15. — Ne se gratte presque plus. Mais contagionne cependant une petite fille du service qui le gardait; celle-ci fut
guérie par un traitement de deux heures.

16. — Poids 7.650 grammes.

20. — L'amélioration se maintient, le malade n'éprouve
des démangeaisons et ne se gratte qu'à la tombée de la nuit,
principalement à la partie inférieure de la nuque. Poids
7.720 grammes.

22. — Le petit malade commence à se gratter de nouveau
et assez vivement.

État de la dentition. — Incisive latérale inférieure gauche
vient de sortir: première grosse molaire supérieure droite a
deux points hors de la muqueuse gingivale.

Traitement: Pommade d'Helmerich. Sirop de lacto-phosphate de chaux à 5/100,20 grammes.

24. — Poids 7.710 grammes. L'enfant se gratte par tout le
corps, il s'est fait venir une plaie sur le cou-de-pied gauche
en frottant énergiquement avec le pied droit.

Traitement de deux heures.

26. — Le petit malade se gratte seulement derrière les
oreilles.

Traitement: Pommade d'Helmerich.

2 mars. — La démangeaison réapparaît à la nuque, aux
jambes, derrière les oreilles. Poids 7.398 grammes. Plaie du
cou-de pied gauche presque guérie.

Traitement de deux heures. On recommande de faire les
frictions autour des yeux et derrière les oreilles.

5. — Ne se gratte plus.

7. — Poids 7.360 grammes.

4

10. — Nouvelles démangeaisons à la nuque. Pommade d'Helmerich.

13. — Poids 7.340 grammes. Ne dort presque pas la nuit, empêché qu'il en est par les démangeaisons.

17. — Poids 7.260 grammes. Dentition. Incisive latérale inférieure gauche continue d'évoluer, ainsi que la première molaire supérieure droite, dont on aperçoit une troisième pointe.

21. — Poids 7.250 grammes. Première molaire inférieure gauche montre une pointe antérieure.

23. — L'enfant éprouve des démangeaisons et se gratte par tout le corps. Sa mère est obligée de le laisser au maillot, et de lui mettre les mains dans de petits sacs de toile pour lui empêcher de se gratter.

Traitement de deux heures.

24. — La mère, toute tremblante, nous montre quelques taches bleuâtres dans la région du dos de son enfant. Taches ecchymotiques.

26. — Les démangeaisons ont disparu. Poids 7.150 grammes.

31. — Légères démangeaisons aux mains et aux jambes. Poids 7.270 grammes. Pommade d'Helmerich.

4 avril. — Poids 7.260 grammes. Quelques démangeaisons, le soir, à partir de six heures. Pommade d'Helmerich.

7. — Poids 7.190. Dentition. Première molaire inférieure gauche continue son évolution, sa congénère est perçue sous la gencive boursouflée.

10. — Poids 7.200 grammes.

14. — Démangeaisons à la nuque. Pommade d'Helmerich.

15. — La mère considérant son enfant comme guéri, malgré nos conseils, sort de l'hôpital pour des affaires de famille.

18 mai. — Deuxième entrée du petit malade. Il revient couvert de lésions dues au grattage.

20. — Traitement de deux heures.

21. — Plus de démangeaisons. Dentition : quatre incisives inférieures et supérieures, deux premières molaires supérieures. Évolution extra-maxillaire des premières molaires supérieures.

25. — Papules sur les fesses, plaques muqueuses à la lèvre supérieure. Examen de la mère. Plaques muqueuses poly-adénite, surtout cervicales, alopécie en clairière. Maux de tête la nuit.

Traitement. Liqueur de Van Swieten XX gouttes.
Eau distillée 20 grammes.

27 mai. — L'enfant ne se gratte presque pas.

30. — L'amélioration se maintient.

Du 15 au 20 juin. — Broncho-pneumonie intense à droite.

20 juin. — Dentition. La canine gauche supérieure a fait son apparition le 8 juin 1900, sa congénère le 16 juin, les dernières molaires manquent.

Traitement : Liqueur de Van Swieten. Sirop de lacto-phosphate de chaux, 20 grammes.

21. — L'enfant n'a plus de démangeaisons. Diarrhée, huit selles par jour.

22. — Diarrhée verte liquide, choléra infantile.

24. — Selles indomptables, algidité, yeux encavés. La mère sort du service pour que son enfant ne meure pas à l'hôpital.

25. — Mort du petit malade.

N.-B. — La mère vint quelques jours après à la consultation externe. On constata les lésions de la gale. Le traitement de deux heures auquel elle fut soumise la délivra de ses parasites.

Observation II

(Recueillie dans le service de M. le professeur Baumel)

Jules V., treize ans, originaire de Langogne, Lozère. Entre pour la deuxième fois, le 27 avril 1900, dans le service de M. le professeur Baumel, clinique des maladies des enfants, salle des garçons, n° 9.

État de la dentition. — Dent de quatorze ans, les canines inférieures sont sur le point de tomber.

Histoire de la maladie actuelle. — Se gratte et se plaint de démangeaisons depuis l'âge de deux ans. A partir de dix ans seulement est soumise à divers traitements. Le premier médecin consulté, voyant sans doute dans l'affection prurigineuse de notre jeune malade une manifestation ou l'herpético-arthritisme, l'envoie deux ans de suite aux Fumades. Ce traitement étant resté sans résultat, notre jeune malade va trouver un deuxième médecin, qui l'envoie aux bains de mer, pensant probablement à de la scrofule. Ceux-ci furent aussi insuffisants que les Fumades. En désespoir de cause, notre jeune patient s'adressa à un dermatologiste qui le traita tour à tour comme atteint de syphilis secondaire, de gale, de prurigo de Hébra, d'acné ; les remèdes furent si nombreux, que le malade ne s'en rappelle plus le nombre.

Le traitement de deux heures n'amène qu'une amélioration passagère de vingt-quatre heures. C'est après avoir subi ces divers traitements que, le 16 mars 1900, le petit malade se décide à entrer pour la première fois à l'hôpital, à la clinique de M. le professeur Baumel, qui conclut à de la gale et le soumet à quatre traitements de deux heures. Il sort le 15 avril, considéré comme guéri, ne se grattant plus depuis une quinzaine de jours. Il nous est revenu le 27 avril, couvert de lésions dues au grattage, principalement au niveau du tronc et de la face antérieure des cuisses.

27 avril. — L'interrogatoire nous apprend qu'il s'est contagionné à nouveau en couchant sur une vieille paillasse, qui, elle, n'a pas subi la désinfection comme les linges de lit et de corps, ainsi qu'il avait été prescrit. Ce même interrogatoire nous apprend encore qu'après le premier traitement de deux heures ordonné par le spécialiste des maladies de la peau, notre malade avait remis la chemise qu'il avait sur lui avant de faire le traitement. Son frère, plus âgé que lui, a contracté la gale en couchant à ses côtés.

28 avril. — Le petit malade se plaint de fortes démangeaisons au moment de se mettre au lit. Le traitement de deux heures est institué, quarante-huit heures se passent sans aucun phénomène. Après ce temps, les démangeaisons reprennent de plus belle dans le dos et aux cuisses.

Traitement: Pommade d'Helmerich.

> Arséniate de soude.   0.05
> Eau.............   300 gr.

Eau de lacto-phosphate de chaux.

6 mai. — Nouveau traitement de deux heures.

7 mai. — Démangeaisons sous l'aisselle droite seulement.

Pommade d'Helmerich.

12 mai. — Le malade se gratte à la face antérieure des cuisses et sous les aisselles.

Traitement de deux heures.

15 mai. — Depuis ce dernier traitement, le malade ne se gratte plus et la guérison est considérée comme définitive.

Observation III

(Empruntée au *Traité pratique des maladies de la peau,* par DEVERGIE.
Recueillie par le professeur BOECK, médecin à Christiania, communiquée par CAZENAVE.)

Chez une jeune fille âgée de quinze ans, très maigre, très
pâle, non encore réglée, on a constaté à la paume des mains
et dans l'intervalle des doigts la présence de croûtes de deux ou
trois lignes d'épaisseur, d'une couleur blanche ou plutôt grise,
adhérente à la peau, et formée d'une masse si compacte qu'on
peut y couper comme dans l'écorce des arbres. Les doigts
sont fléchis et les tentatives qu'on lui fait pour les redresser
lui causent des douleurs. Les ongles sont dégénérés, très
épais et noueux. On trouve des croûtes analogues à la face
dorsale des pieds, dont les ongles sont aussi altérés, aux coudes, aux fesses, à la partie postérieure des cuisses et sur le
dos. Il y en a jusque dans le cuir chevelu qui est très dégarni.
Si l'on détache des croûtes, la peau qu'elles recouvrent apparaît rouge, humide, un peu inégale. Toute la surface cutanée
présente une rougeur érythémateuse ; aux jambes, on voit des
taches saillantes d'un brun rougeâtre ; à la peau postérieure
des bras, on rencontre plusieurs vésicules, enfin des pustules
se montrent çà et là aux extrémités. La santé générale de la
malade était altérée évidemment. Incertain de la nature du
mal, Boeck examina les croûtes au microscope, et il re-
connut qu'elles étaient constituées par une masse compacte
d'acarus, ou entiers ou brisés, d'œufs, d'excréments. Des
expériences ont été faites sur des croûtes prises sur tous les
points du corps, et elles ont donné des résultats identiques,
c'est à-dire qu'on y a trouvé des acarus ou des débris d'acarus.

Malgré les recherches les plus assidues et les plus atten-
tives, Boeck n'a jamais pu trouver un seul sarcopte vivant,
ni un sillon. Cependant il n'hésite pas à formuler une nouvelle
forme de gale. Si le diagnostic avait pu être douteux, il aurait été singulièrement facilité par les résultats rapides et
multiples de la propriété contagieuse de la maladie. En effet,
pendant son séjour à l'hôpital, la petite malade commu-
niqua la gale à un grand nombre de personnes, même
parmi celles qui ne la touchaient pas habituellement. La
chute des croûtes fut suivie d'une amélioration sensible
qui dura trois semaines environ, puis une éruption de
vésicules se manifesta sur tout le corps et même au vi-
sage. Elle était accompagnée d'un prurit intense et violent. Il fut impossible de retrouver des sillons distincts,
mais on vit de nouveau se former de nouvelles croûtes. Boeck
distingua au microscope deux lamelles : l'une supérieure, de
couleur claire et consistante, surtout en cellules d'épithélium ;
l'autre inférieure, de couleur grisâtre, contenant des sarcoptes,
d'où Boeck conclut que les croûtes ont été formées sous
l'épiderme. Pendant cette poussée, la santé de la malade
s'altéra, elle eut de la fièvre. Traitée par les frictions partielles
et successives avec l'onguent de Vienne, elle guérit enfin.
Les cheveux ont repoussé, les ongles sont revenus à l'état
normal, mais surtout l'air d'hébétude remarquable chez cette
jeune fille a complètement disparu.

Observation IV

(Recueillie dans la thèse de **M.** Bordas, Paris 1881)

B... (Jules), âgé de dix-huit mois, entre, le 15 avril 1879,
dans le service de M. Guiboutt, n° 53, salle Henri-IV. Sa

mère, qui le nourrit, est atteinte de gale, et lui-même présente
aux membres supérieurs et sur le tronc les lésions caractéristiques de cette affection : sillons, éminences acariennes, papules
de prurigo et, çà et là, quelques grosses pustules ecthymateu-
ses. En outre, au niveau de la région cervicale postérieure,
au-dessous de la nuque et jusqu'à la racine des épaules,
existent cinq à six petits abcès tubéreux, du volume d'un
haricot environ, fluctuants et très douloureux à la pression.
Ces petites collections paraissent occuper l'épaisseur même
du derme et contiennent un pus phlegmoneux.

Avant de pouvoir procéder au traitement de l'affection initiale, la gale, il fallut ouvrir, coup sur coup, tous ces petits
abcès.

Grâce à des soins de propreté, à l'application de cataplasmes
de fécule, ces petits abcès cessèrent de se reproduire et l'on
put faire frotter et guérir simultanément la mère et l'enfant.

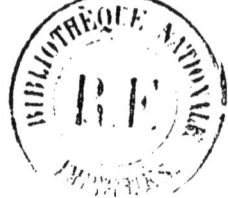

CONCLUSIONS

De l'ensemble de tout ce qui précède, nous concluons que :

1º La gale peut exister dans la première comme dans la deuxième enfance, nos observations en font foi.

2º Elle est communiquée à l'enfant par sa nourrice, par d'autres enfants et par le contact avec des animaux galeux.

3º Le diagnostic, malgré ses apparences de facilité, n'est pas toujours commode à faire, à cause de l'absence de l'acarus ou de sa rareté. On doit le réserver jusqu'à conviction absolue.

4º Le traitement, quel qu'il soit, surtout le traitement de deux heures, doit être fait exactement pendant le temps exigé, avec certains ménagements toutefois chez l'enfant, à cause de la délicatesse des tissus.

5º Ce traitement doit être toujours complété par la désinfection parfaite des vêtements, du linge de corps, de la literie, en un mot de tout ce qui a touché l'enfant atteint de gale.

INDEX BIBLIOGRAPHIQUE

BAUMEL. — Leçons cliniques sur les maladies de l'enfance, 1893, p. 250.

BAZIN. — Dictionnaire encyclopédique des sciences médicales.

BAZIN. — Leçons sur les maladies de la peau.

BILLABD. — Traité des maladies des enfants, 1828.

BLANC (J.). — Sur la gale et ses éruptions (Th. Paris, 1872).

BORDAS. — Complications et traitement de la gale (Th. Paris, 1881).

DESCOULEURS (O.). — Traitement de la gale par le baume du Pérou (Th. de Paris).

D'ESPINE et PICOT. — Traité des maladies de l'enfance.

DEVERGIE. — Maladies de la peau.

FOURNIER. — Indépendance médicale, 1898.

Gazette des hôpitaux, 1853.

Gazette des hôpitaux, août 1898.

GRANCHER. — Cliniques médicales.

Journal de chirurgie et thérapeutique infantiles.

LEGRAND. — Contribution à l'étude des rapports de la tuberculose avec quelques dermatoses de l'enfance (Th. Paris, 1898).

G. MAILHETARD. — Contribution à l'étude de la gale (Th. Paris, 1875).

MOURONVAL. — (Th. de Paris, 1821).

Revue de dermatologie, 1899.

RILLET et BARTHEZ. — Maladies des enfants.

Union médicale, 1852.

Union pharmaceutique. Paris, 1898.

SERMENT

En présence des Maîtres de cette Ecole, de mes chers condisciples et devant l'effigie d'Hippocrate, je promets et je jure, au nom de l'Être suprême, d'être fidèle aux lois de l'honneur et de la probité dans l'exercice de la médecine. Je donnerai mes soins gratuits à l'indigent, et n'exigerai jamais un salaire au-dessus de mon travail. Admis dans l'intérieur des maisons, mes yeux ne verront pas ce qui s'y passe, ma langue taira les secrets qui me seront confiés, et mon état ne servira pas à corrompre les mœurs ni à favoriser le crime. Respectueux et reconnaissant envers mes Maîtres, je rendrai à leurs enfants l'instruction que j'ai reçue de leurs pères.

Que les hommes m'accordent leur estime, si je suis fidèle à mes promesses ! Que je sois couvert d'opprobre et méprisé de mes confrères, si j'y manque !

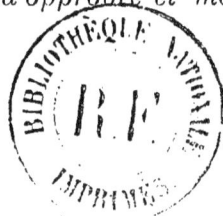

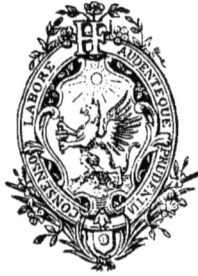